RECHERCHES

SUR

L'OBÉSITÉ,

OU

EXCÈS D'EMBONPOINT;

SES CAUSES, SES EFFETS, SES DANGERS
ET LES MOYENS DE LA COMBATTRE AVEC SUCCÈS,
SANS NUIRE A LA SANTÉ.

SUIVIES

D'UN APPENDICE SUR LA MAIGREUR.

Par le Dr. K*****.

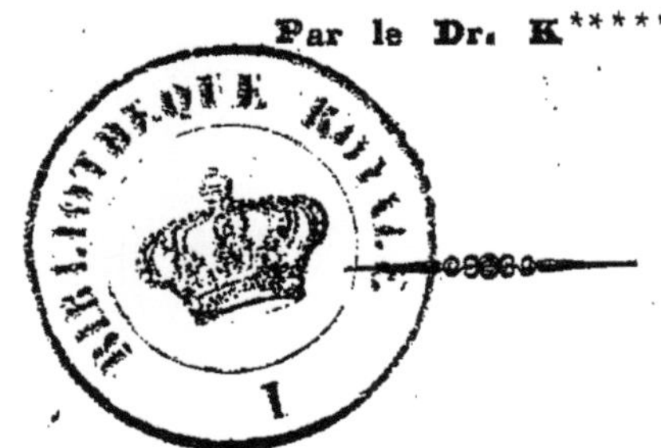

PARIS.

LIBRAIRIE ANGLAISE, FRANÇAISE, ETC., ETC.
RUE VIVIENNE, N. 18.

1837

RECHERCHES

SUR L'OBÉSITÉ.

L'accumulation excessive de graisse dans le tissu cellulaire, qui donne lieu à un développement plus ou moins considérable des diverses parties du corps, a reçu le nom d'*obésité* ou de *polysarcie*. Ces deux expressions sont généralement employées comme synonymes d'embonpoint excessif. La première doit être préférée; car l'obésité n'est pas une surabondance de chair, comme l'indiquerait le mot polysarcie, dérivé de πόλυς, beaucoup, et de σαρξ, chair, mais une surabondance de graisse.

L'obésité présente plusieurs degrés; mais elle ne peut être regardée comme un état maladif et qui demande l'attention du médecin que dans le cas où l'accumulation de la graisse est assez considérable pour troubler les fonctions de l'organisme, gêner les mouvemens des membres, menacer l'individu de divers accidens, et nuire plus ou moins aux formes du corps, par un développement disproportionné de certaines parties.

Les personnes dont le corps est maigre, sans être décharné, ou charnu sans être gras, sont beaucoup plus vigoureuses que celles qui deviennent obèses. Dès que la surabondance de la nourriture n'est plus employée à l'accroissement, ou plutôt à l'élongation du corps, et qu'elle commence à former de la graisse, c'est toujours aux dépens de la force et souvent même de la santé.

Ce n'est point par l'augmentation des parties solides que se fait celle du volume de tout le corps dans les personnes grasses; mais cet embonpoint consiste en ce que les parties solides, et entre autres le tissu cellulaire, forment des cavités distendues par la graisse qui s'y accumule en plus ou moins grande quantité. Il est donc bien essentiel de distinguer la nutrition de la réplétion, puisque la première est une fonction dans l'ordre de la nature, qui a pour but le maintien des forces et le développement régulier des organes, tandis que l'autre n'est qu'une surcharge de matériaux pour le moins inutiles.

Avant de dire ce qu'il y aurait à faire pour éviter l'excès d'embonpoint, et pour le faire disparaître sans danger pour la santé, lorsqu'il est survenu, il est, je crois, convenable d'examiner comment et dans quelles circonstances le corps acquiert cet accroissement outre mesure qui nous occupe. Pour être clairs, nous devons entrer dans quelques explications sur la manière dont les alimens se transforment en notre propre substance; ce qui constitue la nutrition.

La NUTRITION est cette fonction commune à tous les corps vivans, par laquelle ils appliquent à leurs diverses parties les substances qui sont destinées à les accroître et à réparer leurs pertes de chaque instant. But et complément de l'ensemble des fonctions organiques, la nutrition proprement dite renouvelle sans cesse les organes qu'elle compose et décompose tour-à-tour. Quelle merveille entre mille autres que cette transsubstantiation continuelle de la matière morte et inerte en une substance vivante et active ! Voyez cet enfant qui vient de naître , il pèse à peine cinq ou six livres; au bout de quelques mois il a triplé, quadruplé de poids et de volume, et comme il n'a pris d'autre nourriture que le lait de sa mère ou de sa nourrice, c'est donc ce liquide seul qui a produit ce développement. Ce lait s'est donc solidifié; il s'est d'abord transformé en chyle, puis en sang et ensuite en chair. Un peu de lait est devenu cerveau, nerfs, œil, cœur, poumon, foie, reins, os, muscles, dents, etc., etc. Cette métamorphose du lait que l'on ne peut nier chez l'enfant se continuera plus tard, quand il sera grand, par le moyen d'une infinité d'autres substances alimentaires. Ainsi, dès qu'il pourra triturer du pain, des fruits, de la viande, ces matériaux subiront de nombreuses transformations successives, jusqu'à ce qu'ils soient enfin devenus parties constituantes de ses divers organes.

Il est bon de suivre cette série de phénomènes, non-seulement sous le rapport de la curiosité, mais encore parce que leur connaissance doit faire comprendre dans quel ordre et dans quelle mesure il faut se nourrir, agir, dormir, pour que le corps se maintienne dans ce juste équilibre de forces et de volume qui donne la santé et le doux vivre.

Depuis la bouche jusqu'à l'extrémité anale, il existe un long canal que l'on nomme indistinctement tube digestif, canal alimentaire, tube alimentaire. Ce tube ou canal a une longueur qui égale à peu près cinq ou six fois celle de la taille totale de l'individu auquel il appartient. Il a différens noms, suivant les points qu'il parcourt; ainsi, toute la partie qui s'étend du gosier au bas de la poitrine se nomme œsophage; là, il s'amplifie et forme l'estomac; se rétrécissant de nouveau, il s'appelle duodénum, puis intestin grêle, iléon, colon, rectum. Les parois qui constituent ce canal sont extrêmement minces et formées de membranes dont l'interne est semblable à celle qui tapisse la bouche, et que l'on désigne sous le nom de membrane muqueuse, parce quelle sécrète un fluide muqueux, filant, destiné à divers usages.

Lorsque l'on prend de la nourriture, elle est d'abord soumise dans la bouche à la mastication et mêlée avec la salive, ce qui est d'une grande importance pour toute bonne digestion, puisque la salive pénètre les alimens et leur fait subir une première modification qui facilite le travail subséquent auquel ils doivent être soumis. L'insalivation est donc un point capital, et toute personne qui la néglige et qui ne mâche pas bien est sûre de mal digérer. De la bouche, le bol alimentaire franchit l'isthme du gosier et passe dans l'estomac, que nous avons vu n'être qu'un élargissement du canal intestinal. Il y séjourne plus ou moins long-temps, s'y mêle avec les sucs gastriques qui le dissolvent encore et le transforment en une bouillie grisâtre et molle qu'on nomme le *chyme*. Ainsi changée, la matière alimentaire franchit le rétrécissement qu'on nomme le pylore et se rend dans le duodénum, où elle se mêle avec la bile que le foie verse dans cette partie de l'intestin, et avec un autre suc assez semblable à la salive, que l'on appelle suc *pancréatique*, du nom de la glande qui le fournit. Ici la substance alimentaire, de solide qu'elle était, se trouve convertie en un liquide crémeux, de couleur blanche, pour former ce qu'on appelle le *chyle*. Comme les intestins ne sont pas immobiles, qu'ils sont au contraire doués d'un mouvement continuel de haut en bas, assez semblable à celui des vers qui rampent sur la terre, et que l'on nomme pour cela mouvement *vermiculaire* ou *péristaltique*, le chyle ne reste pas stationnaire. Ce mouvement ondulatoire du tube intestinal le fait cheminer et le pousse progressivement vers son extré-mité inférieure.

Mais une partie de ce chyle est enlevée, chemin faisant, par une sorte d'imbibition de la membrane muqueuse ou spongieuse qui, comme on l'a vu, tapisse toute la cavité du canal digestif .De cette membrane naissent de nombreux vaisseaux capillaires nommés chylifères, qui, comme autant de suçoirs, *absorbent* le chyle, et le transportent dans un canal commun, situé en avant et le long de l'épine du dos, qui le charrie à son tour dans un tronc veineux situé sous la clavicule gauche, nommé pour cela veine sous-clavière.

Cependant tout le chyle n'a pas été enlevé au tube digestif par les vaisseaux chylifères; les parties les plus grossières, inutiles à la nutrition, ont suivi leur cours, jusqu'à leur expulsion définitive du corps. Revenons maintenant au vrai chyle, que nous pouvons presque appeler le sang blanc, et suivons-le dans la veine sous-clavière gauche où nous l'avions laissé. Là, il se confond avec le sang noir de cette veine, et arrive ainsi mêlé jusque dans la cavité droite du cœur. Dans cet état, il ne pourrait point encore servir à la nutrition, à l'*assimilation* ; car il n'a pas encore acquis toutes les qualités qui le rendent propre à être *assimilé*, c'est-à-dire transformé en tissus solides et doués de la vie.

Pour bien comprendre les changemens qui continueront d'avoir lieu, il ne faut pas perdre de vue que le cœur est divisé en deux cavités principales par une cloison intermédiaire, et qui n'ont entre elles aucune communication directe. A mesure que l'une ou l'autre de ces cavités se remplit de sang, elles se contractent sur elles-mêmes, et le forcent à s'échapper par des canaux qui doivent le transporter sur différens points. Le sang noir des veines se rend donc au côté droit du cœur, et avec lui le chyle, dans le temps de la digestion. Chaque ondée qui arrive et qui le remplit donne lieu à une contraction ou battement qui envoie ce sang dans les poumons par l'artère pulmonaire. Cette artère, qui n'était d'abord qu'un seul et grand canal, se divise en d'autres branches plus petites, celles-ci en artérioles plus ténues encore, qui finissent par former un réseau vasculaire qui s'étend sur toutes les cellules qui constituent la base du tissu pulmonaire. Là, le sang se trouve pour ainsi dire en contact avec l'air atmosphérique que l'acte de la respiration a fait entrer dans les poumons, et qui va remplir et distendre leurs innombrables cellules. De noirâtre qu'il était, il acquiert alors une belle couleur vermeille par sa combinaison avec l'oxigène de l'air et par l'abandon qu'il fait de ses parties nuisibles, et qui sont rejetées au dehors avec l'haleine, par l'acte de l'*expiration*. Ainsi dépuré dans les poumons, et revivifié par l'air, le sang se réunit de nouveau dans des canaux de plus en plus grands, qui le versent dans la cavité gauche du cœur.

Comme on l'a vu, en parlant de la droite, cette cavité, stimulée par la présence du sang, se contracte sur elle-même, le chasse et le pousse par saccades, d'abord à travers une grande artère qu'on nomme l'aorte, laquelle se divise en d'autres artères d'un moindre-calibre, qui vont ensuite se divisant et se subdivisant elles-mêmes en artérioles, et celles-ci en une infinité de vaisseaux capillaires; en sorte qu'il n'y a pas un seul point du corps où n'arrive le sang artériel.

Jusqu'ici nous n'avons vu qu'un liquide circulant dans des vaisseaux, et rien autre chose. Mais cela ne suffit pas pour que les organes puissent s'accroître et se développer ; il faut que ce sang subisse une dernière transformation; il faut qu'il devienne semblable, qu'il *s'assimile* aux tissus avec lesquels il se trouve en contact ; il faut enfin qu'il se fasse chair et os. C'est ce dernier changement que l'on désigne en physiologie sous le nom d'*assimilation*. Quoique ce soit un de ces mystères dont la nature semble se réserver le secret, on peut cependant soulever un coin du voile, et la suivre en partie dans ses admirables opérations. En effet, le sang vermeil des artères contient maintenant tous les élémens qui entrent dans la composition de nos organes et de nos différens tissus. Par son extrême division, il se trouve en contact, molécule à molécule, avec les parties solides qu'il pénètre , qu'il imbibe ; et dans ce contact immédiat, les lois de l'affinité produisent des· combinaisons particulières qui donnent lieu à des corps nouveaux, à peu près comme on l'observe dans un laboratoire de chimie. Chaque tissu trouvant dans le sang les matériaux assimilables se les approprie ; ainsi, le tissu osseux retient les matériaux qui constituent les os ; le tissu musculaire, ceux qui doivent se convertir en muscles, et ainsi de suite des autres parties. Ajoutez à cela que le ralentissement, l'espèce de stase que le sang éprouve nécessairement dans les dernières radicules du système artériel, favorise singulièrement l'union intime de ses élémens avec les

parties solides qui les retiennent ét se les assi-
milent.

On conçoit aisément qu'en abandonnant une
partie de ses principes constitutifs, pour les
céder de toutes parts sur sa route, le sang doit
avoir perdu de ses qualités premières. Ce n'est
plus en effet le même sang; de rouge qu'il était,
il devient noirâtre ; il n'est plus apte à la nutrition ; car on sait maintenant ce que l'on doit
entendre par cette expression.

Les radicules des veines, aussi nombreuses
et pour ainsi dire infinies, comme celles des
artères, recueillent ce sang qui arrive dété-
rioré à ses dernières divisions; ces petites veines se réunissent pour en former de plus
grosses, à l'instar des fleuves qui se grossissent
des rivières qui se déchargent dans leurs eaux,
et le ramènent au côté droit du cœur, qui le
renvoie dans les poumons, pour y subir la ré-
génération dont il a déjà été fait mention; et
ainsi de suite jusqu'à la fin de la vie.

On peut voir, par cet exposé succinct, que le
sang, dans son parcours, forme deux cercles
dans lesquels il tourne sans interruption; l'un,
grand, qui renferme tout le corps, en commen-
çant au côté gauche du cœur et allant aboutir
au côté droit, et l'autre, plus petit, qui, par-

tant du côté droit, passe par les poumons pour aller se fermer au côté gauche. Dans le petit cercle, le sang se renouvelle, en se combinant avec l'air atmosphérique. Dans le grand, il dépose dans la trame des organes les matériaux qui servent soit à leur accroissement, soit à les maintenir dans leur état d'intégrité.

Je n'ai pas parlé de l'influence du système nerveux dans la description de ces divers états par lesquels doit passer la matière alimentaire, pour être définitivement transformée en matière vivante. Il faudrait pour cela entrer dans des détails qui seraient bien difficilement compris, et dont le développement excéderait de beaucoup les limites assignées à cet opuscule. Qu'il suffise donc de savoir que toutes les fonctions de l'organisme supposent l'influence de l'action nerveuse, et que nulle ne peut avoir lieu sans l'intervention de cette admirable machine, la plus parfaite des machines électriques, et que l'on désigne sous le nom de *système nerveux*, système dont l'ensemble est formé par le cerveau, la moelle épinière et les innombrables ramifications nerveuses qui naissent de ces deux centres, et qui, distribuées sur tous les points du corps, servent de véhicule à la sensibilité et à la motilité, et président aux com-

binaisons chimiques qui se passent à chaque instant de la vie entre chacune des molécules
organiques et constituantes de notre corps.

Si l'organisme s'appropriait continuellement
les matériaux du sang qui sont aptes à l'assimilation, quelque minime que fût la quantité qu'il
en retiendrait chaque fois dans la trame de ses
tissus, il acquerrait nécessairement à la longue
des dimensions énormes et indéfinies. Mais la
nature ayant assigné à chaque être vivant des
formes et des limites qu'il ne peut pas dépasser,
a du prendre les moyens propres à atteindre
ce but. C'est pour cela, qu'en opposition au
travail d'assimilation, par lequel les élémens
du chyle et du sang s'organisent et augmentent
le volume du corps, il se fait simultanément
un travail de *désassimilation* ou de décomposition nutritive.

Nostra quoque ipsorum semper, requieque sine ullâ
Corpora vertuntur : nec quod fuimusve sumusve
Cras erimus.   (OVID. Met.)

C'est une nécessité que, dans le renouvellement de la matière composante des corps, une
décomposition moléculaire de chaque partie
soit effectuée, sans quoi le remplacement ne
pourrait pas avoir lieu, Cette décomposition,

prouvée par le raisonnement, l'est également par les faits. Si l'on donne pendant quelque temps une certaine quantité de garance à un animal avec ses alimens, ou qu'on le nottrrisse exclusivement de cette plante, on voit que les os se teignent fortement en rouge, et qu'ils redeviennent insensiblement blancs à mesure qu'on cesse de lui en donner depuis un certain temps; ce qui prouve que les molécules de la garance, après avoir fait partie de la structure intime des os, sont éliminées, pour faire place à de nouvelles molécules qui subiront le même sort à leur tour.

Ce qui se passe dans ce travail est absolument l'inverse de ce qui a lieu dans la composition nutritive. Les molécules des tissus vivans les plus anciennement formées, et en quelque sorte usées par le jeu de la vie, sont, dans cet acte, successivement ramollies, liquéfiées, décomposées. Enlevés à la vitalité des solides, les matériaux de désassimilation organique sont repris dans tous les tissus par des vaisseaux absorbans et peut-être aussi par les radicules des veines qui les versent dans le torrent de la circulation du sang. Mais devenus désormais étrangers, inutiles et même nuisibles à l'économie, bientôt après ils sont

éliminés et expulsés par différentes voies, entre
autres par la transpiration cutanée, la sueur,
la transpiration pulmonaire, les urines , les
sécrétions de différens fluides, tels que la bile,
les sucs intestinaux, le suc pancréatique , la
salive, le mucus du nez et du canal de la respiration, les larmes, etc. De ces produits divers
que le sang abandonne, les uns sont rejetés
immédiatement au dehors, comme étant désormais inutiles, les autres restent encore en
partie dans le corps, et sont repris pour aider à
l'accomplissement de certaines fonctions.

Tout le monde connaît les expériences de
Sanctorius, qui eut la patience de passer
trente-deux ans de sa vie occupé à se peser
dans une balance, avant, pendant et après ses
repas , et à peser de même ses alimens et ses
boissons, en tenant un compte exact de l'accroissement ou de la diminution de son corps ,
et de la proportion dans laquelle la nourriture
était éliminée par les matières fécales, par l'u-
rine, la transpiration pulmonaire, la transpiration cutanée insensible, les sueurs , la salive, les mucosités du nez, etc. Ces observations,
répétées pendant ce long espace de temps, ont
démontré que nous ne rendions pas plus du
tiers de nos alimens et de nos boissons par les

matières fécales, et les urines , et que le sur-
plus s'en allait par d'autres voies. Le docteur
Lininga, marchant sur les traces de Sanctorius,
a été plus loin encore, et a formé , d'après ses
observations, à Charlestown, des tables in-
dicatives fort curieuses et très-instructives sur
ce sujet.

Les deux phénomènes de nutrition et de
dénutrition que nous venons d'examiner se
nécessitent l'un l'autre, et se trouvent entre
eux dans des rapports obligés et constans,
dans une sorte d'équilibre habituel qui produit
l'état stationnaire du corps ; mais une foule de
causes dépendant de l'âge , du sexe, du tempérament et de mille variétés d'influences hygiéniques, venant à entraîner la prédominance
de l'un de ces mouvemens sur l'autre, on voit
augmenter plus ou moins rapidement le volume
et la masse du corps, ou bien, au contraire,
survenir un état de médiocre embonpoint et
même de maigreur. C'est ainsi que, dans l'enfance, dans l'adolescence, et à toutes les épo-
ques où le corps n'a pas encore acquis son entier accroissement, les tissus retiennent dans
leur trame plus de particules assimilables
qu'ils n'en abandonnent ; d'où il résulte que
le corps grandit et grossit. Mais l'accroissement

achevé, comme il est écrit au livre de la nature que nul ne peut ajouter en hauteur une
ligne à sa taille, l'équilibre doit se rétablir,
ou bien l'accroissement ne se fera plus que
dans le sens de la largeur et de l'épaisseur. En
effet, si, à cette époque, les matériaux de la
nutrition sont éliminés dans la même proportion qu'ils sont entrés dans l'organisme, il est
évident que la masse du corps doit rester stationnaire, et que le mouvement d'assimilation
et de *désassimilation*, qui se continue néanmoins sans interruption, n'a plus pour but
l'augmentation de volume, mais le simple
renouvellement des molécules constituantes des
organes, dont les plus anciennes sont chassées
et remplacées par de nouvelles, plus aptes au
jeu et au maintien de notre admirable machine. C'est ainsi que, chez tous les êtres doués
de la vie, se perpétue cette rotation et cette
métamorphose de la matière inerte en matière
vivante, et réciproquement jusqu'au terme de
leur existence.

Cependant, cet équilibre parfait entre l'action assimilatrice ou nutritive et l'action dés-
assimilatrice ou d'expulsion ne se rencontre
que bien rarement, ou même peut ne pas se
rencontrer du tout. Règle générale, il reste

toujours, même après que la croissance est achevée, plus de particules nutritives qu'il n'en sort; or, en quelque faible proportion que cela se passe, il est évident que, si les organes n'augmentent pas de volume, ils doivent augmenter de consistance et de densité. C'est effectivement ce qui arrive. Dans le jeune âge, les tissus sont mous, gorgés de fluides; les os sont d'abord gélatineux, puis ils deviennent cartilagineux, et enfin ils acquièrent la consistance osseuse que nous leur connaissons. Par les progrès de la vie, à mesure que de nouvelles particules viennent s'ajouter aux autres, ces mêmes organes deviennent plus compactes, les muscles sont plus coriaces, les os plus lourds, d'une structure plus serrée, parce que les molécules qui sont restées en plus se sont solidifiées dans les interstices et les mailles de leur tissu, et à la fin ils peuvent acquérir un tel degré de rigidité, que tout mouvement devient d'abord difficile, puis enfin impossible.

Par où l'on voit que, dans la supposition même où le corps ne serait jamais atteint de maladie, son existence comme être vivant devrait nécessairement avoir un terme, parce qu'il arriverait une époque où tous les tissus deviendraient tellement serrés qu'ils ne pour-

raient plus être pénétrés par les fluides, par
conséquent ne pourraient plus se renouveler;
il n'y aurait plus d'assimilation ni de désassimilation, plus de circulation du sang, plus de
mouvement, plus de sensibilité, et par conséquent plus de vie.

Que deviennent donc, en présence de ces faits,
les folles hypothèses d'un philosophe du dernier siècle, qui osait écrire que, par le *progrès*
des connaissances humaines, on parviendrait
peut-être à prolonger indéfiniment la vie de
l'homme, ou, en d'autres termes, qu'on ne mour-
rait jamais? Il n'en est point ainsi; la vie de
l'homme, comme celle de tout être organisé,
est encadrée dans des limites infranchissables.
Les plus sages ou les plus heureux, en très-pe-
tit nombre, atteignent ces limites naturelles,
et ne les dépassent point; la multitude bron-
che et succombe en route.

Singula de nobis anni prœdantur euntes.   (HOR.)

Mais avant d'être arrivé au terme où les
fonctions vitales diminuent et cessent entièrement, à cause de la densité et par suite de la
rigidité des parties solides qui constituent l'organisme, le corps humain est sujet à des vices
de nutrition qui ont pour effet l'augmentation

de la masse du sang, ou de quelqu'un des matériaux de ce liquide, ou enfin des tissus à l'entretien desquels il est employé. Dans le premier cas, cette augmentation caractérise la *pléthore*, dans le second la *polysarcie*, et dans le troisième l'*hypertrophie*.

La *pléthore* n'existe en général qu'à un certain âge, à celui où le développement de l'organisme étant achevé, où l'assimilation n'ayant plus à pourvoir à l'accroissement, mais seulement à l'entretien du corps, les fonctions digestives conservent néanmoins toute leur activité, et fournissent au sang la même quantité de matériaux que dans les âges précédens. Ce fluide, qui n'a plus la même dépense à faire, devient alors trop riche et trop copieux; de là ces pléthores que l'on observe tous les jours chez les hommes d'un âge mûr, et notamment chez ceux qui prennent peu d'exercice corporel. La pléthore a souvent pour effet des hémorrhagies qui, lorsqu'elles ont lieu, comme c'est fréquemment le cas, dans l'intérieur du cerveau, constituent ces premières apoplexies qui s'observent entre quarante et soixante ans, et qui dépendent le plus souvent d'un excès d'alimentation. A cet âge, en effet, on a coutume de rester plus long-temps à table, et comme il

n'y a plus d'accroissement qui réclame un régime copieux, la pléthore ne tarde pas à sur-.
venir. Il serait donc important, pour prévenir
ces accidens, d'éviter à cette époque tout excès
d'alimentation, et de proportionner celle-ci
aux besoins de l'assimilation.

Dans la *polysarcie*, le sang contient et dépose
sur son trajet une grande quantité de cette
matière semi-fluide que tout le monde connaît
sous le nom de graisse. La graisse est une des
substances organiques les plus dignes d'intérêt,
puisque, dans beaucoup de circonstances, elle
doit servir à la nutrition, en lui fournissant
des matériaux, et puisque souvent aussi, à
l'époque où l'individu est arrivé au terme de
son accroissement, cette substance sert à établir la compensation, en se formant, en plus
grande quantité qu'auparavant, aux dépens
des matériaux alibiles que ne réclame plus
le développement des organes. Sans cela, en effet, cet excédant resterait dans le sang et pro-
duirait une pléthore toujours dangereuse.

On peut définir cette substance : « une partie de l'organisme animal semi-solide, onc-
tueuse, grasse, non soluble dans l'eau, et ne
contenant pas d'azote. » Il n'y a presque pas de
parties du corps qui ne soient susceptibles de

contenir de la graisse ; cependant, certaines localités, certains organes et quelques tissus n'en présentent pas dans leur état ordinaire.

Mais ces exceptions sont beaucoup moins nombreuses qu'on ne le croirait au premier coup d'œil. En général, cette substance abonde d'autant plus dans nos organes et autour d'eux, que ceux-ci agissent moins, et surtout qu'ils exécutent des mouvemens moins étendus. Ainsi, on la trouve accumulée en grande quantité dans l'abdomen, au voisinage du canal digestif. Chez les animaux dormeurs, c'est surtout dans la mésentère et les épiploons que la graisse se trouve accumulée pendant leur long sommeil d'hiver. Quand les muscles restent dans l'inaction, cette substance s'amasse d'abord autour d'eux et ensuite entre leurs fibres, et à tel point, qu'elle les fait presque disparaître, et qu'on a cru long-temps qu'en pareil cas, les organes dont il s'agit étaient convertis en graisse ; idée dont la fausseté a été démontrée.

Examinée au *microscope*, la graisse présente des caractères fort remarquables. Si, par exemple, on casse un petit morceau de graisse solide, on y aperçoit une multitude de petits grains comme cristallins, que le secours d'une loupe rend encore plus sensibles. En analysant ces granules avec soin , on voit qu'ils sont formés d'une espèce d'enveloppe transparente , très-mince, qui contient une matière plus ou moins liquide, selon l'espèce de graisse que l'on étudie. Ces globules ont quelque chose de semblable à ceux qu'on trouve dans le sang; mais au lieu d'être arrondis comme ces derniers, ils ont une forme polyèdre, offrant des angles plus ou moins saillans.

Les granules de la graisse sont, en quelque sorte, de petits cristaux qui se forment dans notre économie , et qui se déposent dans le tissu cellulaire , comme des matériaux non vivans et même très-rapprochés des corps inorganiques, mais destinés à être employés de nouveau par l'organisme dans le grand acte de la nutrition.

Lorsqu'on étudie la graisse sous le rapport de sa *composition chimique* , on trouve qu'elle est formée de deux principes immédiats que l'on désigne ordinairement sous les noms de *stéarine* et d'*oléine,* dont l'un contient la partie la plus solide et l'autre la plus fluide de la graisse. C'est la prédominence de l'un de ces principes sur l'autre qui fait que la graisse est plus ou moins solide chez les diverses espèces d'animaux, et même chez l'homme, suivant l'âge, le sexe, la constitution et diverses circonstances de la vie. Plus il y aura d'oléine, plus la graisse sera fluide ; elle approchera au contraire d'autant plus de l'état solide, que la stéarine y sera plus abondante.

Ces deux principes immédiats, savoir la stéarine et l'oléine, sont à leur tour composés de corps élémentaires au nombre de trois, en proportions variables, savoir : l'*oxigène*, l'*hydrogène* et le *carbone.* Ce dernier corps est surtout en très-grande abondance. Mais ce qui est caractéristique, ainsi que nous l'avons déjà remarqué ailleurs, c'est que la graisse ne renferme pas un atome d'azote, et c'est en cela, ainsi que par la proportion considérable de carbone qui entre dans sa composition, qu'elle se rapproche des substances végétales.

Il serait superflu de dire que c'est le sang qui fournit les alimens élémentaires de la graisse, puisque c'est lui qui est la source de tous les produits qui s'élaborent dans l'organisme; mais il importait, pour atteindre le but que nous nous proposons, de savoir si elle provenait du sang artériel ou de celui des veines. Or, il a été constaté que la graisse était fournie par le sang noir des veines, et comme exhalée à travers leurs parois. On est parvenu à connaître ce fait par l'observation attentive de la manière dont la graisse est répartie dans l'épiploon (c'est ainsi qu'on nomme la toile cellulo-graisseuse qui recouvre les intestins). En effet, dans des études anatomiques, si on choisit un sujet pourvu d'embonpoint, une femme grasse, par exemple, on verra que c'est toujours sur le trajet des veines que se montre la graisse, et si l'on examine successivement des épiploons de plus en plus gros, on trouve celle-ci disposée d'abord en simples filets, puis en rubans progressivement plus larges sur les côtés des vaisseaux à sang noir; en sorte que ces rubans reproduisent les ramifications et les points de réunion des veines qui parcourent ces parties, et il en résulte cette disposition qui leur donne quelquefois l'aspect d'une dentelle.

C'est dans le tissu cellulaire proprement dit que se trouve la graisse, et non, comme on l'a prétendu, dans une modification particulière de ce tissu, qu'on avait chargé en même temps de l'exhaler et de le contenir. Il était naturel qu'on eût cette opinion, quand on croyait que cette substance était sécrétée; mais maintenant qu'il est prouvé qu'elle est simplement déposée par le sang veineux, dont elle sort comme par exhalation à travers les parois vasculaires, il n'y a plus de raison pour admettre un tissu adipeux chargé spécialement de cette fonction.

C'est, disons-nous, dans les mailles du tissu cellulaire que la graisse se trouve constamment déposée ; elle est complètement retenue dans les cellules de ce tissu, et ne peut dans aucun cas se déplacer, comme le fait quelquefois la sérosité dans les hydropisies. Souvent elle est reprise par l'acte de l'*absorption* et transportée de nouveau dans le torrent circulatoire sanguin, pour servir à la nutrition ; et c'est même dans ce but qu'elle s'accumule en si grande quantité chez certains animaux, les dormeurs par exemple, pour servir à la nutrition pendant leur sommeil d'hiver, époque à laquelle ils vivent entièrement de cette substance mise comme en réserve dans leur propre organisme. C'est pour cela aussi que les hommes gras résistent plus long-temps à la diète, à la privation de nourriture, que ceux qui sont maigres et décharnés, parce que la graisse n'a pas encore subi le dernier degré d'assimilation, et qu'elle sert, au besoin, de supplément à toute autre alimentation.

On a étudié la manière dont se forme la

graisse et par suite l'excès d'embonpoint, soit
dans l'espèce humaine, soit chez les animaux ;
mais on a surtout cherché à saisir les circonstances qui favorisent la polysarcie, afin de
pouvoir engraisser à volonté ceux de ces derniers dont la chair nous sert d'alimens. Tout
le monde sait qu'à l'aide de certains procédés,
on parvient à accumuler la graisse à volonté sur
la poitrine , sur les épaules, et dans plusieurs
autres parties du corps. C'est surtout en cre-
vant les yeux à ces malheureux animaux et
même les oreilles, enfin en les soustrayant à
toute excitation, à tout mouvement, que l'on
obtient l'embonpoint remarquable des pou-
lardes du Mans et des oies qui nous fournissent
les fameux foies gras de Strasbourg. Mais ce
qu'il est intéressant de connaître pour nous,
c'est l'état du sang chez les hommes et chez les
animaux atteints de polysarcie. Tout ce que
l'on sait à cet égard, c'est que le sang a été
trouvé généralement peu coloré, plus séreux
et contenant une moindre proportion de fibrine
que dans l'état normal. Il serait fort intéressant
de savoir si , lorsque ces malheureux animaux
sont arrivés au summum de l'état graisseux, la
masse du sang n'est pas considérablement di-
minuée, et si ce fluide ne contient pas une plus

grande proportion de graisse ; des expériences
directes tendent à démontrer l'affirmative.

Dans notre espèce, on peut établir en prin-
cipe général que, tout étant égal d'ailleurs,
l'obésité ou l'accumulation de la graisse se
rencontre le plus ordinairement chez les individus riches en tissu cellulaire ; les variétés
que l'on remarque chez les diverses races humaines, quant au développement de ce tissu,
ne sont certainement que les résultats d'une
action long-temps prolongée des circonstances
hygiéniques, sous l'influence desquelles vivent
ces races. Or, ce que ces circonstances produisent à la longue sur des populations très-
nombreuses, elles le produisent, quoique d'une
manière moins complète, sur les individus. Il
arrive ici ce que l'on observe dans une plante,
si l'on compare ce qu'elle est dans un pays
élevé, aux propriétés qu'elle offre dans un pays
bas et humide.

La nature de l'air, la nourriture influent
beaucoup sur l'état des êtres organisés.
Pour s'en convaincre, on n'a qu'à mettre en
parrallèle le pied d'un cheval nourri dans les
pâturages et sous le ciel humide de la Hollande, du Holstein, et même de la Basse-Nor-
mandie, avec celui d'un autre cheval qui aura

vécu dans les campagnes de Naples, dans les plaines de l'Arabie, etc. : le premier est bien autrement gros et riche en tissu cellulaire que le second, dont les formes sont beaucoup plus grêles, plus sèches et plus finés. Les hommes du nord et des pays humides sont aussi plus gros, plus celluleux, plus obèses que ceux des pays méridionaux, comme il est facile de s'en convaincre en comparant un Italien, un Espagnol, un Arabe avec un habitant de la Hollande, de la Flandre, du Danemark, de l'Angleterre et même des contrées nord-ouest de la France.

Outre ces causes générales qui prédisposent à l'obésité, en raison de l'organisation particulière que chacun apporte en naissant, il en est encore une infinité d'autres qui font que tel individu devient obèse, parce qu'il ne sait pas, ou qu'il ne veut pas choisir la qualité des alimens et des boissons qui lui conviennent de préférence, pour éviter l'embonpoint qui le gêne ; parce qu'il ne sait pas dans quelle proportion doivent être pris le repos, le sommeil, la veille, le travail, les exercices, les plaisirs même, pour que les formes de son corps conservent cette juste pondération qui donne de l'élégance aux formes du corps, de l'agilité aux membres, de la grâce et de la souplesse à la démarche, et un sentiment d'aise et de bien être incompatible avec une surcharge de graisse.

On a tour-à-tour accusé une activité très-grande de l'estomac, une prédominance d'action et de chaleur du foie, comme causes de polysarcie; mais ce ne sont là que de pures hypothèses. On ne peut qu'indiquer les circonstances dans lesquelles on voit le plus souvent survenir l'obésité. Tantôt la disposition organique à cet état est tellement forte, qu'il se fait une production exhubérante de graisse, sans qu'il existe aucune des circonstances qui lui donnent ordinairement naissance ; tantôt, au contraire, l'on est exposé à plusieurs des causes les plus puissantes de l'obésité, et le corps reste néanmoins dans un état modéré d'embonpoint, et même dans une maigreur assez prononcée.

Ce n'est guère que vers l'âge de trente à quarante ans que la polysarcie commence à se montrer. Cependant, la plupart des individus qui ont fourni les exemples des polysarcies monstrueuses dont nous avons eu souvent l'occasion d'être témoins, et qui sont relatés dans les fastes de la science, manifestèrent cette disposition de très-bonne heure, et souvent dès la première enfance. M. Percy cite l'exemple d'une jeûne Allemande qu'on voyait à Paris, et qui, âgée de vingt ans, pesait quatre cent cinquante livres. Elle en pesait quarante-deux à six mois, et cent cinquante à quatre ans. A l'âge de six ans, elle portait sa mère. Elle fut réglée à neuf ans. Elle mangeait beaucoup de laitage pendant son enfance, mais depuis plusieurs années, elle ne consommait pas plus d'alimens qu'une personne ordinaire.

Il existait, il y a quelque temps, à New-York, un homme qui ne pesait pas moins de onze cents livres. Il était âgé de quarante-deux ans.

J'ai entendu parler d'une société à Londres qui était exclusivement formée d'individus doués d'un embonpoint excessif. Le président était choisi au moyen du compas d'épaisseur; et personne n'était admis dans cette société, s'il pouvait passer par une porte qui servait à mesurer le volume du postulant. Cette société, si elle eût existé, aurait été un refuge contre la sévérité des anciennes lois de la Gaule, qui soumettaient à une amende les individus dont le corps trop épais ne pouvait tenir dans une ceinture dont la mesure était fixée.

Chez un homme adulte et d'un embonpoint ordinaire, la graisse est dans la proportion d'un vingtième environ avec le poids total du corps. Elle peut excéder de beaucoup cette proportion, sans être incommode ; mais quand elle est plus abondante, elle constitue l'obésité, et peut .former depuis la moitié jusqu'aux quatre cinquièmes du poids du corps. Dans ce dernier cas , le corps présente un volume énorme. Chez ceux qui doivent acquérir un embonpoint excessif, l'obésité commence quelquefois dès l'âge de vingt-cinq ans ; mais ces cas sont exceptionnels, et l'obésité, ainsi que nous l'avons déjà dit, se manifeste ordinairement dans un âge plus avancé.

Les femmes paraissent y être plus sujettes que les hommes, sans doute à cause du tempérament lymphatique qui prédomine généralement chez elles, et à cause de leur manière de vivre. Certaines professions fournissent plus d'exemples d'obésité que d'autres : ce sont celles de boucher, de charcutier, etc. Il est probable que l'on doit attribuer cet effet à la nourriture succulente dont ces individus font usage, à l'absence de peines physiques, à l'aisance dont ils jouissent généralement, et peut-être aussi aux émanations animales dans lesquelles ils vivent habituellement.

L'usage d'une nourriture abondante, des

boissons chaudes, le genre de vie, l'indolence
physique et morale en sont les causes les plus
fréquentes chez les individus que leur constitution prédispose à cette incommodité. La conva-
lescence, après une maladie qui a causé l'amaigrissement, produit quelquefois ce même résultat. Une équitation modérée paraît aussi déter-
miner l'obésité, ou plutôt concourir à son développement avec d'autres causes, telles que la
tranquillité d'esprit et l'usage de la bonne chère.
Il n'est pas rare de voir des officiers de cavale-
rie, et même de simples soldats de cette arme,
présenter un embonpoint assez considérable, ce
qui est bien plus rare dans l'infanterie. Mais
les causes qui produisent le plus sûrement l'obésité sont le repos absolu des organes, l'usage
d'alimens doux, féculens, et surtout la tranquillité d'ame et d'esprit. *Modica Venus.* L'embonpoint des hommes qui passent leur vie dans
les cloîtres, exempts de soucis, loin de l'agitation du monde, est devenu proverbial.

L'absence de tous travaux intellectuels, de
toutes passions, de tout exercice corporel, a été
considérée avec raison comme une condition fa-
vorable au développement de la polysarcie. Cette
disposition du corps est même souvent la cause
de préventions désavantageuses pour l'esprit et

le caractère de ceux qui en sont affectés. Mais il ne serait pas difficile de détruire ce préjugé par des exemples fameux ; témoin l'illustre historien anglais David Hume, que ses travaux n'empêchèrent pas d'acquérir un extrême embonpoint ; témoin le duc de Mayenne, ce célèbre chef de la ligue dont l'obésité fournit à Henri IV le sujet d'une plaisanterie assez connue. Sans parler d'un grand nombre d'autres personnages remarquables par leurs qualités intellectuelles, malgré leur excessive corpulence, on pourrait encore citer l'exemple du grand homme qui, dans ces derniers temps, étonna le monde par l'éclat de sa grandeur et de sa puissance, et qui, au milieu des fatigues continuelles de la guerre, de la contention d'esprit qu'exigeait sans cesse l'administration d'un immense empire, qui, enfin, avec l'aiguillon d'une ambition démesurée, acquit et conserva un embonpoint assez remarquable, malgré la plus grande frugalité. Parmi mes relations, je connais encore un assez grand nombre d'individus qui, malgré leur embonpoint, n'en sont pas moins des hommes distingués dans les sciences et dans les arts.

Quoique la polysarcie soit le plus souvent répartie sur tous les points du corps, elle peut

cependant n'être que partielle. C'est particulièrement dans les parois de l'abdomen et dans
les épiploons que se montre cette accumulation locale de graisse. Le ventre est alors très-
volumineux et disproportionné avec le reste du
corps. Souvent cette disposition produit une
gêne dans les principales fonctions : la digestion est laborieuse, malgré la persistance de
l'appétit; la respiration est difficile, à cause
du refoulement du diaphragme vers les poumons ; la circulation du sang est troublée, soit
par la compression des vaisseaux sanguins, soit
à cause de l'imperfection des fonctions respiratoires. Il y a ordinairement tendance au sommeil et imminence d'apoplexie.

D'autre fois l'accumulation de la graisse s'observe dans d'autres parties du corps. C'est ainsi
que, chez certaines femmes, on voit les seins
acquérir un volume extraordinaire. Il y a
même des hommes qui présentent, assez rarement il est vrai, cette exubérance difforme.
Dans quelques cas, les hanches font une saillie
plus ou moins prononcée, à la manière de la
Vénus hottentote.

Quoi qu'il en soit des causes de la polysarcie,
Hippocrate avait déjà fait la remarque que les
individus trop gras étaient plus exposés à périr

subitement que ceux qui sont maigres. En effet, si l'apoplexie et les maladies du cœur s'observent dans des constitutions opposées, on ne
peut nier que ces maladies ne menacent plus
particulièrement les personnes surchargées
d'embonpoint. Il est facile d'en donner l'expli-
cation par la gêne qu'éprouvent la circulation
et la respiration. En général, les individus
chargés d'obésité atteignent rarement un âge
avancé. Comme cet état est ordinairement ac-
compagné de pléthore, et que les fonctions des
principaux organes sont plus ou moins gênées,
les maladies qui surviennent chez eux présentent plus de gravité ; ils les supportent plus
difficilement, et il s'y joint fréquemment des
complications dangereuses par l'altération des
fonctions respiratoires et circulatoires.

Ainsi, indépendamment de la difficulté des
mouvemens, des formes disgracieuses produites
par l'obésité, lorsqu'elle dépasse certaines bornes, on peut assurer que si elle ne constitue
pas par elle-même une maladie, elle contribue puissamment à en faire naître, et menace
pour ainsi dire constamment la vie.

Sous le rapport de la santé, il est donc de
la dernière importance d'empêcher le développement de la polysarcie, de la combattre et

de la faire disparaître, quand elle est survenue.

Sous le rapport de la liberté des mouvemens,
c'est une nécessité.

Sous les rapports des grâces du corps, c'est
une affaire de goût.

Le traitement de l'obésité consiste en grande
partie dans l'observation des préceptes hygiéniques, et dans l'éloignement des causes qui
ont produit ou qui tendent à produire cet état.
Je dis en grande partie, et cela avec intention,
car il est de fait que, malgré toutes les pré-
cautions de ce genre, malgré les lois de la
tempérance le mieux observées, il y a des
individus tellement prédisposés et constitués,
que la polysarcie survient envers et contre
tous. Sans doute qu'il est convenable de dimi-
nuer la quantité habituelle des alimens, si
cette habitude dépassse certaines bornes ; qu'il
faut les choisir parmi les moins nourrissans ;
qu'il faut prendre de l'exercice, se créer des occupations, lorsqu'on est habituellement plongé
dans l'oisiveté. Mais, je le répète, ces moyens
hygiéniques seuls produiront rarement leur effet, s'ils ne sont aidés de quelque autre qui agisse
directement sur les fonctions nutritives, qui
empêche l'accumulation de la graisse dans les

mailles du tissu cellulaire, et qui en produise la résorption, lorsqu'on n'a pas pu ni su s'opposer à cette accumulation. Le point difficile était de trouver un moyen qui produisît cet effet, sans nuire en aucune façon à la santé générale. Or, l'expérience que je crois avoir acquise sur cette matière m'autorise à dire que, de tous les moyens usités jusqu'ici, il n'y en avait aucun qui atteignît le but qu'on se proposait; ou bien s'il faisait cesser l'excès d'embonpoint, c'était en échange d'une maladie mille fois plus dangereuse que l'incommodité qu'il s'agissait de combattre. A cette occasion, je ne puis m'empêcher de citer le trait d'une jeune personne remarquable par son esprit et sa beauté, mais dont les grâces du corps commençaient à se déformer par le développement de trop d'embonpoint. Comme je racontais devant elle qu'une personne de ma connaissance et de la sienne venait de mourir pour avoir voulu se faire maigrir en buvant tous les jours du vinaigre: Ah! dit-elle, le vinaigre fait donc maigrir? Oui, mais c'est en échange d'une gastrite et de la vie. Malgré cet exemple, cette jeune femme se mit à prendre tous les jours et plusieurs fois par jour du vinaigre en cachette. Par ce moyen, elle ruina sa santé; maigrit comme

elle le désirait, et se donna une affection d'en-
trailles qui la conduisit au tombeau. J'ai à ma
connaissance un assez grand nombre d'exemples de cette nature.

Ayant donc long-temps médité sur ce sujet,
ayant réfléchi sur les causes de l'obésité, ayant
étudié la constitution des individus qui y
sont le plus exposés, je suis parvenu à m'assurer par l'observation que le traitement ne peut
pas, ne doit pas être unique dans tous les cas;
qu'il doit varier selon l'âge, le sexe, le tempérament. Il doit être tel, qu'en produisant d'une
manière certaine le résultat que l'on veut en
obtenir, il n'altère en rien la constitution;
qu'il l'améliore, au contraire, en régularisant
les facultés digestives. Ainsi, à tel individu,
il conviendra d'employer un régime, tandis
qu'à un autre il faudra avoir recours à un régime tout opposé, ou du moins profondément
modifié. La nature des agens propres à empêcher l'accumulation de la graisse, ou à en opé-
rer la résorption, n'est pas non plus la même
pour tous les individus Ce serait donc une
grande imprudence d'établir une règle générale et de dire : prenez cette substance à des do-
ses déterminées, pendant tel laps de temps, et
vous parviendrez à votre but. Non, la méde-

cine, quand on veut la pratiquer avec sagesse et succès, ne peut point et ne doit point se faire ainsi. Cela étant, il ne faut pas s'attendre à trouver ici l'indication d'un moyen banal et applicable à tout individu affecté de polysarcie, parce que, je le répète, l'administration de toute substance médicamenteuse faite sans connaître l'âge, le sexe, la constitution, le tempérament, le genre de vie et d'occupations de chaque individu peut conduire à des conséquences auxquelles un médecin prudent ne doit jamais exposer les personnes qui lui accordent leur confiance. D'ailleurs, un traitement, quel qu'il soit, exige toujours la surveillance de celui qui le prescrit, puisqu'une infinité de circonstances peut en faire varier la nature, et quelquefois même en exiger la suspension totale.

Mais alors, dira-t-on, pourquoi publier un livre sur la polysarcie, si ce n'est pour indiquer les moyens de la combattre ? Je répondrai d'abord qu'en indiquant les causes qui la produisent le plus souvent, c'est assez dire comment on doit en empêcher le développement. En second lieu, quand elle est survenue, on ne voudrait pas apparemment s'en débarasser au prix de la santé. Quant à moi,

je ne consentirais pas, non plus que tout médecin consciencieux, à donner des conseils à
cette condition.

Il doit suffire de savoir que les moyens que
nous indiquons sont d'une efficacité prompte
et certaine; qu'ils sont d'un emploi commode
et facile; qu'ils n'exigent presque aucun changement dans les habitudes ordinaires de la
vie, et qu'enfin, loin de nuire à la santé, ils
ne font que la corroborer, tout en faisant disparaître une incommodité dangereuse et gê-
nante, et qui nuit souvent aux agrémens du
corps.

Outre que ce traitement est facile, il produit son effet dans un espace de temps peu
considérable. Ainsi, j'ai traité des individus
chargés d'embonpoint, dont le volume du corps
a été ramené à des proportions convenables
dans l'espace d'un mois. D'autres ont exigé le
double de ce temps; et d'autres enfin ne sont
revenus à leur état naturel qu'après six mois
et même une année de traitement. Dans le nombre des personnes à qui j'ai eu l'occasion de donner des conseils, il en est une dont je tairai le
nom, puisqu'elle ne m'a pas permis de la nom-
mer, et qui pesait 5oo livres au début du traitement. Au bout de quinze jours, elle n'en

pesait que 250, jouissant d'une santé beaucoup plus alerte qu'auparavant. Mais cette rapidité de succès n'est pas ordinaire. Quand on songe que, pendant l'emploi des moyens propres à combattre la polysarcie, rien n'empêche les individus de se livrer à leurs occupations ordinaires, de voyager, de se divertir de toutes les manières, on concevrait difficilement qu'on négligeât l'occasion de se décharger d'un surcroît de corpulence qui, dans aucun cas, ne peut être avantageux ni agréable, et qui est le plus souvent nuisible au bien-être de l'existence et surtout à la santé.

Quant à la polysarcie partielle, c'est-à-dire, celle où la graisse ne s'accumule que sur certaines parties, par exemple dans l'abdomen chez un grand nombre d'hommes et de femmes, surtout chez celles qui ont eu plusieurs enfans, les moyens généraux à employer sont à peu près les mêmes que dans la polysarcie qui envahit tout le corps, mais elle exige en outre l'emploi de quelques moyens particuliers qui varient encore dans les différentes circonstances d'âge et de sexe, de tempérament, de genre de vie et de volume des parties surchargées de graisse.

Dans tous les cas, rien ne s'oppose à ce que

l'on se fasse traiter par correspondance, pourvu
que l'on ait soin d'indiquer exactement toutes
ces diverses circonstances, sans la connaissance
desquelles il serait impossible de rien faire de
raisonnable ni d'utile.

APPENDICE

SUR LA MAIGREUR.

Si un corps surchargé d'embonpoint est exposé à des inconvéniens plus ou moins graves; s'il en résulte une proportion peu agréable des formes extérieures, la *maigreur*, surtout quand elle est portée à un point extrême, ne mérite pas moins de fixer notre attention, soit sous le rapport de la santé, soit sous celui des agrémens physiques.

La maigreur consiste dans la diminution du volume du corps en masse, ou de quelques unes de ses parties seulement. Cette diminution se fait principalement aux dépens de la graisse logée dans les interstices du tissu cellulaire. Dans l'état de santé, ce tissu est pénétré de graisse, sans en être gorgé. A mesure que le sujet maigrit, cette graisse est reprise par l'absorption, et rejetée au-dehors du corps par diverses voies. Ce mécanisme s'opère par une loi directement inverse de celle qui préside à l'accroissement outre mesure du corps. Dans un cas, les matériaux alibiles sont déposés en trop grande proportion dans la trame des tissus organiques ; tandis que, dans l'autre cas, c'est le contraire qui a lieu. En deux mots, l'*assimilation* est trop active chez les individus obèses; elle ne l'est pas assez chez les individus maigres. Pour comprendre ce dernier phénomène, il suffit donc de lire ce que nous avons dit dans les pages précédentes sur l'obésité; car celui qui se sera bien rendu compte de la raison physiologique de la polysarcie, aura trouvé en même temps la loi de l'émaciation ou de la maigreur. Nous n'y reviendrons donc pas.

L'amaigrissement ne porte pas toujours également sur toutes les parties, car assez souvent les diverses portions du corps l'éprouvent à des degrés différens et successivement : c'est ainsi que les membres maigrissent les premiers, ensuite le tronc, et en dernier lieu la face; c'est ainsi que l'on voit quelquefois les seins s'amoindrir et s'affaisser chez quelques femmes, pendant que le reste du corps se maintient dans un état d'intégrité parfaite.

Il importe beaucoup de ne pas confondre la maigreur primitive avec celle qui n'est que le symptôme d'une maladie. En effet, il est des individus qui sont très-maigres, et qui n'en jouissent pas moins d'une excellente santé : ce sont les personnes dont la fibre musculaire est sèche, et chez qui le tissu cellulaire étant peu développé admet difficilement des parties grasses dans ses interstices. Cependant la maigreur qui ne dépend d'aucune maladie est beaucoup plus rare que l'autre. Elle est souvent occasionée par les passions vives dont l'action est prolongée; ainsi l'on voit des individus maigrir à vue d'œil sous l'influence de l'amour, de la jalousie et surtout du chagrin. La maigreur primitive, c'est-à-dire sans maladie des organes, peut encore être produite par la misère, les travaux excessifs, la mauvaise nourriture et l'abus des liqueurs spiritueuses, la privation du sommeil, certaines habitudes dangereuses. Enfin, toutes les causes qui font faire une trop grande perte des matériaux nutritifs ou qui en empêchent l'introduction, l'assimilation et le séjour dans la trame intime de l'organisme, s'opposent au développement de celui-ci. Et si l'action de ces causes est trop puissante, elles le font descendre au-dessous de son volume normal et produisent la maigreur.

Le défaut d'exercice de certaines parties du corps, la compression exercée sur d'autres, produisent souvent l'amaigrissement partiel de ces mêmes parties. De même qu'un exercice modéré d'un membre contribue à son accroissement, en y faisant circuler plus librement le sang, qui y dépose en même temps les matériaux de l'assimilation, de même le repos absolu d'un membre en amène à la longue le dépérissement et la maigreur. Examinez les bras d'un tailleur, et surtout le droit qui sert à tirer l'aiguille, vous le trouverez généralement assez gros et nourri, tandis qu'au contraire ses jambes, sur lesquelles il est presque constamment accroupi, sont grèles et misérables. Il en est de même des cordonniers, et d'autres ouvriers qui exercent beaucoup les membres supérieurs aux dépens des autres. Ceux au contraire dont les bras fatiguent peu et dont les jambes font beaucoup d'exercice, ont celles-ci bien développées, et les bras maigres : témoin, les danseurs et danseuses de l'Opéra, dont la grosseur des mollets fait généralement contraste avec l'exiguité de leurs bras et du reste du corps.

Les dames de Paris, qui se distinguent entre toutes celles d'Europe par la grâce de leur maintien et l'élégance de leur mise, ont en général les mollets assez bien pris, mais on leur reproche d'avoir la gorge peu développée Pourquoi cela? c'est qu'en voulant donner à leur taille une finesse de convention, elles l'emprisonnent dans un étroit corset qui, comprimant les vaisseaux sanguins, les empêche de porter les matériaux de la nutrition aux seins , et par conséquent ils ne peuvent pas acquérir le volume et la fermeté convenables. D'un autre côté, comme elles ont l'habitude de marcher avec élégance sur la pointe des pieds, les muscles de la jambe sont pour cela fortement mis en action, circonstance qui fait affluer le sang vers ces régions; et comme c'est le sang qui nourrit les parties qu'il abreuve , il n'y a rien d'étonnant qu'elles s'accroissent et se développent de la même manière que cela arrive chez les danseurs de profession.

De ce que l'exercice modéré de certaines parties du corps détermine leur accroissement, faudrait-il en conclure qu'en soumettant le corps entier à des exercices violens, à des tours de force, on parviendrait à lui faire prendre de l'embonpoint? Non, sans doute; car il y a des personnes qui maigrissent précisément parce qu'elles font trop d'exercice, tandis que d'autres dépérissent parce qu'elles n'en font pas assez; les unes tombent dans l'état d'émaciation, parce qu'elles prennent trop d'alimens, ou parce que ces alimens sont de nature à fatiguer, à irriter les organes de la digestion, ce qui empêche ceux-ci de les convertir en matériaux propres à l'assimilation; d'autres arrivent au même état par la privation d'une quantité suffisante de nourriture; eelles-ci en s'épuisant par la danse et les longues veilles, et par les mille moyens de plaisir et d'agitation physique et morale que la sociabilité accumule et jette sous les pas de ses élus. Mais comme on ne transgresse jamais impunément les lois de la nature, tôt ou tard elle fait payer par le délabrement de la santé les infractions et les violences qu'on lui a faites.

Toutefois, il est un assez grand nombre de personnes qui viennent au monde avec un corps naturellement sec et peu disposé à l'embonpoint. Tant que cet état de maigreur ne passe pas certaines mesures, il n'est pas incompatible

avec une bonne santé ni avec les agrémens physiques du corps. Quant à ceux-là, nous n'avons
pas à nous en occuper. D'autres, et cela se remarque surtout chez les femmes, maigrissent
et tombent dans le marasme, sans qu'on puisse
en trouver la cause de prime abord, d'autant
plus qu'aucun excès dans le régime et le genre
de vie ne peut mettre sur la voie pour la reconnaître.

Cependant, avec un peu d'attention et d'habitude, il est facile de découvrir qu'il existe
quelque part chez ces personnes un ou plusieurs organes qui fonctionnent mal, et dont
la maladie, pour être latente et souvent sans
douleurs, ne laisse pas de miner sourdement
la santé, et de faire tomber le corps entier
dans un état de maigreur et de dépérissement.

Il est facile de concevoir que toutes les fois
que l'amaigrissement est le résultat d'une affection maladive quelconque, l'embonpoint ne
peut revenir qu'en opérant la guérison de la
maladie. D'où il suit qu'en pareil cas, le vé-
ritable traitement de la maigreur, le seul traitement rationnel, est celui qui commence par
détruire la maladie qui en est la cause, et que
par conséquent ce traitement est aussi variable
que les maladies elles-mêmes, et les causes qui
les déterminent.

Quant à l'amaigrissement qu'on peut appeler essentiel, et qui résulte de l'action de quelques causes particulières autres qu'une maladie, la première condition pour recouvrer l'embonpoint consiste dans la cessation de ces causes.

Lorsque la maladie qui déterminait la maigreur a été combattue avec quelque succès; lorsqu'aussi, dans la maigreur essentielle, on suspendu l'action des causes occasionelles, la personne maigre devra être soumise à un genre convenable d'alimentation et de vie.

Mais on se tromperait singulièrement si l'on s'imaginait de trouver ici l'indication d'une panacée jouissant de la propriété de donner indistinctement de l'embonpoint à ceux qui n'en ont pas. Il n'existe pas une panacée de cette nature, et j'ajoute qu'il ne peut pas en exister. On peut bien établir en thèse générale qu'en fait d'alimens, on doit préférer ceux d'une digestion facile et qui contiennent beaucoup de sucs nutritifs, tels que les décoctions et les crèmes des céréales, les fécules, les bouillons, les gelées de viandes, les œufs frais, etc., etc. Mais à travers cette infinie variété de constitutions, de tempéramens, d'âges, de sexes, de passions, etc., il n'y a vraiment qu'une étude approfondie du sujet qui puisse faire reconnaître la cause de la maigreur, et il n'y a qu'un

homme de la profession qui, dans le traite-
tement et le régime à suivre, puisse faire la part
de tous ces élémens moraux et physiques qui
compliquent si singulièrement le jeu et les
fonctions de l'organisme, et qui exigent pour
chaque individu des modifications dans la
quantité et la qualité des alimens et des boissons, ainsi que dans le genre et la durée
d'exercice et de repos, de sommeil et de veille
qui conviennent à son état particulier, à son
organisation, à son âge et à ses habitudes, etc.

Nous ne nous étendrons donc pas plus loin
sur ce sujet, convaincus que nous sommes de
l'impossibilité de formuler un même traitement et un même régime applicables à toutes
les personnes maigres sans distinction. Pour
chaque cas particulier, il faut des conseils et
une direction spéciale que ne comportent pas
les limites de cet opuscule, et qui ne peuvent
être rationnellement donnés qu'après un exa-
men attentif de l'état des personnes qui croi-
raient devoir les réclamer.

9 782014 101775